AF591110

SOCIÉTÉ FRANÇAISE DE PROPHYLAXIE

SANITAIRE ET MORALE

Danger Social de la Syphilis

Par le Professeur Alfred FOURNIER

MEMBRE DE L'ACADÉMIE DE MÉDECINE

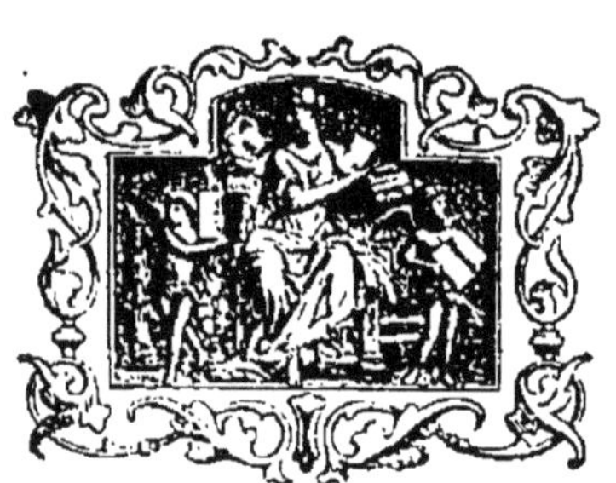

PARIS

RAIRIE CH. DELAGRAVE

15, RUE SOUFFLOT, 15

1905

SOCIÉTÉ FRANÇAISE
DE
PROPHYLAXIE
SANITAIRE ET MORALE

Fondée le 31 Mars 1901

Présidée par M. le Professeur ALFRED FOURNIER

La Société Française de Prophylaxie Sanitaire et Morale a pour objectif l'étude des moyens de tout ordre propres à mettre en œuvre pour diminuer la fréquence des maladies vénériennes et de la syphilis en particulier.

Elle tient ses séances le 10 de chaque mois, à 8 heures et demie du soir, dans une des salles de l'Ecole de Médecine, rue de l'Ecole-de-Médecine.

On est admis à faire partie de la Société sur la présentation de deux « parrains » déjà membres de la Société, qui garantissent l'honorabilité du candidat.

Tous les membres paient une cotisation annuelle de *dix francs*, et reçoivent le *Bulletin mensuel* de la Société.

S'adresser, pour tous renseignements :

Au Secrétaire général de la Société, M. le Dr Barthélemy, 21, rue de Paradis ;

Et, pour le versement des cotisations :

A MM. Dr Edmond Fournier, Trésorier, 77, rue de Miromesnil.

Gentil (Lucien), Trésorier-adjoint, 10, rue Daubigny.

SOCIÉTÉ FRANÇAISE DE PROPHYLAXIE

SANITAIRE ET MORALE

Danger Social de La Syphilis

Par le Professeur Alfred FOURNIER

MEMBRE DE L'ACADÉMIE DE MÉDECINE

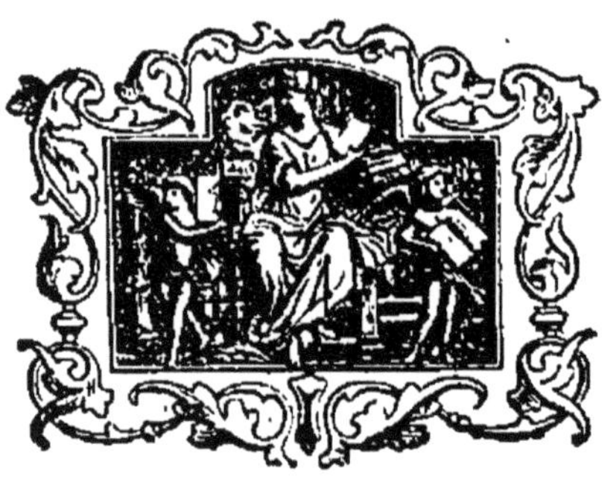

PARIS

LIBRAIRIE CH. DELAGRAVE

15, RUE SOUFFLOT, 15

1905

Le DANGER SOCIAL de la SYPHILIS[1]

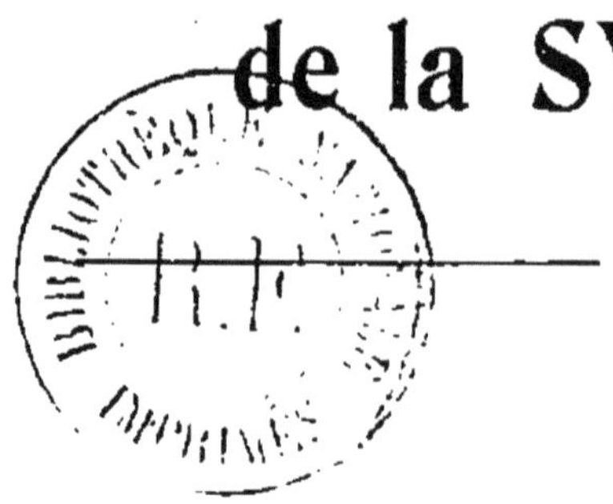

La syphilis constitue un danger social à quatre points de vue principaux.

Elle constitue un danger social :

1° De par les dommages *individuels* qu'elle inflige au malade ;

2° De par les dommages *collectifs* qu'elle inflige à la famille ;

3° De par les conséquences *héréditaires* qu'elle comporte, notamment de par l'effroyable mortalité dont elle frappe les enfants ;

4° De par les dégénérescences, l'abâtardissement qu'elle peut imprimer à l'*espèce*.

1. Rapport présenté à la Conférence internationale de Bruxelles, pour la prophylaxie des maladies vénériennes.

Chacune de ces propositions exige ses preuves, et ces preuves, les voici.

I

Dommages individuels.

La syphilis, ai-je dit en premier lieu, constitue un danger social de par les dommages individuels qu'elle inflige au malade.

Ce premier point est de notoriété commune. Aussi ne m'attarderai-je pas à démontrer que la syphilis est, pour l'individu, une maladie sérieuse, importante, grave, parfois même très grave. Je me bornerai de même à énoncer ce qui est non moins connu, à savoir qu'elle constitue une affection ultra-féconde en manifestations de tout ordre, et en manifestations susceptibles de se localiser sur toutes les parties de l'être vivant, susceptibles également d'entrer en scène aux échéances les plus variées, échéances prochaines ou tardives, voire parfois démesurément tardives, jusqu'à ne reconnaître pour terme que le terme même de la vie.

A ne les considérer qu'au point de vue pronostique, — le seul qui doive nous préoccuper en l'espèce, — les manifestations incroyablement multiples et diverses de la syphilis se divisent naturellement en deux groupes.

Les unes ne sont que bénignes ou relativement bénignes tout au moins, superficielles et passagères; elles peuvent bien être pénibles à des titres divers, douloureuses à des degrés variés, affichantes, vexatoires, etc.; mais, au total, elles ne constituent pas (à cela près de quelques exceptions rares[1]) de dangers sérieux, et surtout elles ne menacent ni l'intégrité d'un organe ni la vie.

Les autres, au contraire, sont toujours plus ou moins importantes. Elles intéressent profondément les tissus; elles sont parenchymateuses, comme on dit en langage

1. Exemples : iritis, ophtalmies profondes, surdité foudroyante, néphrite, ictère secondaire grave, formes malignes précoces.

technique; elles sont désorganisatrices, ulcérantes, sclérosantes, destructives en un mot. Sous cette forme, conséquemment, elles sont toujours graves, voire très graves assez souvent, au point de compromettre soit la vie d'un organe, soit même la vie de l'individu.

De ces manifestations, on le sait encore, celles du premier groupe relèvent de ce qu'on appelle la période secondaire, et celles du second composent le tertiarisme.

Le *tertiarisme*, donc, voilà l'ordre d'accidents qui constitue la gravité ordinaire de la syphilis. Voilà ce qui fait de la syphilis une maladie dangereuse, menaçante, mortelle parfois et même bien plus souvent mortelle qu'on ne l'a cru jusqu'ici et que ne le croient surtout les gens du monde. Voilà donc aussi ce qui s'impose à notre étude en vue du sujet spécial qui nous occupe actuellement.

Eh bien, relativement au tertiarisme, qui comprend la quasi-totalité des dangers individuels de la syphilis, deux questions se présentent à envisager, à savoir :

1° Quelle est la fréquence des éventualités tertiaires de toutes formes et de toutes échéances?

2° Que sont ces accidents dits tertiaires, et, notamment, quelle est la fréquence des plus menaçants, des plus graves?

Examinons ces deux points.

I. — Je serai bref sur le premier, et pour cause. En effet, déterminer dans quelle proportion de fréquence la syphilis aboutit au tertiarisme est un problème actuellement non résolu, voire peut-être à jamais insoluble. Avons-nous, en effet, la possibilité de suivre nos malades à perpétuité? Et combien même serait réduit pour chacun de nous le nombre de ceux dont nous connaissons *toute* l'histoire pathologique et à propos desquels nous pourrions affirmer qu'ils sont ou non restés indemnes d'accidents tertiaires jusqu'à leur mort! Nous voyons, quand ils nous restent fidèles, ceux qui sont touchés par le tertiarisme; mais ceux qu'épargne le tertiarisme échappent à notre examen, tout au moins pour le plus grand nombre.

Ce que nous savons seulement en l'espèce, c'est que le tertiarisme est plus ou moins commun suivant diverses conditions, telles que les suivantes : âge, constitution, tempérament, santé antérieure; — prédispositions héréditaires ou acquises; — formes morbides; — complications surajoutées; — intervention ou non-intervention du traitement, etc. Ainsi, à ne citer comme exemple qu'une seule de ces conditions, nous sommes en mesure d'affirmer ceci : que le tertiarisme est absolument commun, presque fatal, chez les sujets qui se traitent incomplètement ou ne se traitent pas du tout (à preuve cette multitude infinie d'accidents tertiaires couramment observés comme conséquences de syphilis *ignorées,* lesquelles, forcément, ont été abandonnées à leur évolution propre en dehors de toute répression thérapeutique); — et qu'inversement il est rare, au moins relativement, chez les sujets qui ont été soumis à un traitement méthodique et prolongé.

Mais, à cela près de ces quelques notions sur la fréquence relative du tertiarisme suivant des circonstances de second rang, nous ne savons rien de pertinent sur sa fréquence absolue. Sur cent sujets affectés de syphilis, combien en est-il en moyenne qui aboutissent au tertiarisme? Nous manquons d'évaluation précise sur ce point. Je ne dirai donc rien des chiffres qui ont été produits à ce sujet, non plus que de ceux que j'aurais à produire personnellement, parce que je n'aurais à les citer que pour en faire, à divers titres, une critique trop aisée.

En tout cas, il n'est que trop certain par expérience que *le tertiarisme est commun*, absolument commun, et cela dans l'un et l'autre sexe, et cela dans toutes les classes de la société.

Quotidiennement, pour ma part, j'en ai sous les yeux une quarantaine de cas de tout ordre dans mes salles de Saint-Louis, et j'en rencontre un nombre à peu près égal à chacune de mes consultations hebdomadaires à ce même hôpital. Dans les hôpitaux non spéciaux, il n'est pas un seul service (je tiens cela de mes collègues) où ne se rencontrent en permanence d'un bout à l'autre de l'année telles ou telles affections viscérales d'origine spécifique. De même, en ville, le tertiarisme abonde et surabonde sous les formes les plus diverses. Dans ma seule pratique et dans mon cabinet (là seulement où j'ai la possibilité d'enregistrer ce que je vois), j'ai observé plus de cinq mille cas de cet ordre.

Inutile donc d'insister davantage sur ce premier point. La fréquence, l'excessive fréquence du tertiarisme dans notre société est un fait incontestable, incontesté d'ailleurs; — or, c'est au tertiarisme, je le répète, que se rattache la presque totalité des accidents qui constituent le danger individuel de la syphilis.

II. — Second point : *Quels accidents composent le tertiarisme?* Et, notamment, *quelle est, dans ce groupe d'accidents, la fréquence des plus menaçants, des plus graves?*

A cette double question va répondre la statistique suivante, dressée sur un nombre de 4.400 malades (4.000 hommes et 400 femmes, enfants exclus) qu'il m'a été donné d'observer personnellement et dans ma clientèle de ville. C'est donc là un document dont je puis garantir à la fois et l'authenticité et l'absolue sincérité.

Nature des accidents observés.

	Nombre de cas.
Syphilides tertiaires	1.451
Gommes sous-cutanées	204
Lésions tertiaires des organes génitaux	271
— de la langue	262
— du palais et du voile	215
— du pharynx	94
— des lèvres	42
— des amygdales	12
— intéressant toute la gorge	11
— de la pituitaire	5
Lésions osseuses	519
Lésions osseuses du squelette nasal et du palais osseux	229
Arthropathies tertiaires	22
Gommes tendineuses	3
Gommes musculaires	16
Lésions du tube digestif (œsophage à rectum)	8

Lésions ano-rectales	13
— du larynx et de la trachée	32
— du poumon	23
— du cœur	6
— de l'aorte et des artères	13
— du foie	9
— du rein	31
— du testicule	245
— de l'œil	110
— de l'oreille	24
— des artères	3
Syphilis du cerveau	758
Accidents cérébro-spinaux	29
Monoplégies	6
Syphilis de la moelle	135
Tabes	631
Tabes cérébro-spinal	45
Névrites et atrophies musculaires	24
Paralysie générale	83
Paralysies oculaires	110
Hémiplégie faciale	23
Affections nerveuses diverses	13
Localisations diverses	19
Total	5.749

Un simple coup d'œil jeté sur ce tableau suffit à dénoncer la gravité extrême du tertiarisme, en nous le montrant constitué par toutes affections intéressant les organes et les systèmes les plus importants, les plus essentiels, tels que système nerveux, système osseux, système vasculaire, viscères, testicules, langue, voile palatin, œil, oreille, etc. Bien mieux et bien plus sûrement encore cette notion de gravité ressortirait d'une analyse approfondie de la statistique en question. Mais un labeur de cet ordre ne serait pas ici à sa place, et il suffira à l'intention que je poursuis de mettre en évidence, de par les chiffres qui précèdent, les deux considérations suivantes :

I. — D'abord, voyez quelle part considérable, énorme, prend la *syphilis nerveuse* dans les manifestations du tertiarisme; voyez à quel extraordinaire degré de fréquence s'élèvent les accidents nerveux dans l'étape tertiaire de la vérole.

D'une part, c'est la syphilis cérébrale qui se place au *second* rang parmi tous les accidents du tertiarisme. En tête de la statistique qui précède figurent les accidents cutanés, les syphilides tertiaires, pour un chiffre de 1.451 cas; puis, immédiatement après elles, se présente la syphilis du cerveau, avec le quotient énorme de 758 cas.

Ainsi, *après la peau, c'est le cerveau qui est le plus fréquemment touché par la syphilis;* — le CERVEAU, c'est-à-dire l'organe noble par excellence, le « prince des organes », comme l'appelaient nos pères, celui qui régit tous les autres et qui gouverne toute la machine humaine. Or, ai-je à dire quelles conséquences comportent les lésions du cerveau? Conséquences qui, sommairement, ne sont rien autre que ceci : *infirmités motrices,* en tête desquelles prend rang l'hémiplégie; — *déchéances intellectuelles,* à degrés variés; — et *mort,* assez souvent.

D'autre part, aux accidents cérébraux proprement dits de la syphilis ajoutons maintenant ceux qui intéressent la *moelle* et les *nerfs* (crâniens ou rachidiens) et ceux encore qui intéressent tout le système, puis faisons le total de tous ces accidents de localisation nerveuse. Savez-vous ce que deviendra ce total? Il deviendra exorbitant, prodigieux.

Il sera supérieur au chiffre de n'importe quelle localisation du tertiarisme. Il sera supérieur, et de beaucoup, à celui des localisations cutanées, des syphilides, qui, cependant, de l'aveu commun, constituent l'expression la plus usuelle du tertiarisme. Précisons : il sera de 1.857, alors que celui des syphilides tertiaires ne s'élève qu'à 1.451.

De sorte qu'en définitive, de par une statistique dont les éléments ne sauraient être suspects (puisqu'elle est basée sur un ensemble de faits recueillis tels que le hasard de la clientèle me les a présentés), *le système nerveux est la victime préférée du tertiarisme*. C'est lui qui, de tous les systèmes organiques, est le plus souvent affecté par la syphilis tertiaire, et cela avec une supériorité de fréquence que j'étais loin de soupçonner moi-même avant d'avoir dénombré mes observations.

Cette vérité, au surplus, n'est pas agréée seulement dans le petit camp des syphiligraphes. Elle commence à faire sa trouée dans le grand public médical. « C'est incroyable, me disait, il y a déjà quelques années, un de mes éminents collègues, le docteur Landouzy, ce qu'on rencontre d'accidents nerveux dérivant de la syphilis, notamment d'accidents de syphilis cérébrale, et cela soit en ville, soit à l'hôpital. » Je tiens de même de M. le professeur Raymond que, pour lui, *la syphilis est l'étiologie la plus commune des maladies du système nerveux.* Et, quant à moi, j'ai depuis longtemps exprimé cette conviction que « le principe de la syphilis (quel qu'il soit d'ailleurs, ou virus, ou microbe, ou sécrétion microbique), s'il constitue un poison de tout l'être, constitue surtout et principalement un poison du système nerveux. »

Or, étant données la qualité et l'importance des fonctions dévolues à ce système, qu'on juge de la gravité qu'emprunte à ce fait le pronostic du tertiarisme.

De cela, au surplus, je tiens à produire une preuve péremptoire en ce qui concerne la *syphilis cérébrale,* preuve qui va m'être fournie par la statistique suivante.

J'ai en mains la relation de 743 cas de syphilis cérébrale observés en ville par moi depuis trente-neuf ans. Excluant de ce nombre 389 cas, dont le mode de terminaison m'a échappé (pour des raisons diverses, inutiles à énumérer ici), je reste en possession de 354 cas *à terminaisons connues*. Or, quelles ont été ces terminaisons? Les voici, très exactement :

1° *Soixante-dix-neuf* des malades en question ont *guéri;*

2° *Soixante-six* sont *morts;*

3° *Deux cent neuf* ont survécu, mais avec des *infirmités* diverses, souvent importantes et graves, en tout cas irrémédiables, intéressant soit la motilité, soit l'intelligence, soit la motilité et l'intelligence à la fois[1].

1. Voici le détail de ces 209 cas de survie avec infirmités diverses :

Survie avec troubles moteurs (exclusifs)..........	61 cas.
— — intellectuels (exclusifs)......	44 —
— — moteurs et troubles intellectuels associés	73 —
Survie avec crises épileptiques..........................	25 —
— troubles divers (vertiges, surdité, cécité, incontinence vésicale, impuissance, etc.)....	6 —
Total........	209 cas.

Ramenant ces chiffres au pourcentage, pour une plus facile compréhension, nous trouvons ceci :

Que, sur *cent* syphilis cérébrales, il en est (en chiffres ronds) :

22 qui guérissent;

19 qui aboutissent à la mort d'une façon plus ou moins rapide;

Et 59 qui permettent la survie, mais avec infirmités permanentes et définitives, dont bon nombre (telles que paralysies motrices ou affaissement de l'intelligence) sont à peu près équivalentes à la mort comme résultat.

Au total donc, sur 100 cas, 22 favorables, contre 78 défavorables à des degrés divers; — et, sur ces 78 cas, 19 mortels[1].

1. Qu'on ne se méprenne pas ici sur le sens de mes paroles.

Je ne dis pas que, sur 100 cas où la syphilis s'en prendra au cerveau, il y en aura, contre 22 qui guériront, 78 qui ne guériront pas.

Je dis — ce qui est tout autre chose — que telle est (approximativement, bien entendu) la proportion relative des guérisons et des non-guérisons *dans les conditions où la syphilis cérébrale se présente usuellement au médecin*, soit en ville, soit surtout à l'hôpital.

Le plus souvent, en effet, les malades affectés d'encépha-

Néfaste bilan, s'il en fût.

II. — Et ce n'est pas tout. Car voici maintenant une seconde considération bien mieux faite encore pour surcharger et assombrir le pronostic en question.

Cette considération résulte de l'avènement, sur la scène de la syphilis, du groupe des affections dites *parasyphilitiques*. Quelques mots d'explication à ce sujet.

Il est actuellement reconnu, si je ne m'abuse, que certaines affections qui s'observent avec une très notable fréquence sur les sujets syphilitiques sont les conséquences de la syphilis sans être syphilitiques autrement que d'*origine*. Elles sont issues de la syphilis, elles reconnaissent la syphilis pour cause, mais sans être pour cela syphilitiques

lopathie spécifique n'arrivent à nous qu'à une époque plus ou moins *tardive*, c'est-à-dire à une époque où déjà les lésions se sont établies, voire confirmées, et conséquemment ne sont plus susceptibles que d'une répression difficile, partielle, incomplète. De là tant d'insuccès dans le traitement de la syphilis cérébrale, tandis qu'attaquée de *bonne heure* l'affection est curable, sinon toujours, au moins dans la grande majorité des cas.

de nature. Ces affections, je leur ai donné le nom de PARASYPHILITIQUES.

Or, du jour où la syphilis s'est doublée de la parasyphilis, on peut dire que son pronostic s'est accru de gravité dans une proportion considérable. La syphilis, certes, était déjà grave par elle seule; elle est devenue bien plus grave par cette annexion de la parasyphilis. Et cela pour trois raisons qu'il est essentiel de spécifier, à savoir :

1° *Fréquence de ces affections parasyphilitiques.* Ainsi, à ne parler que d'une seule (à la vérité la plus fréquente de toutes), le tabes est absolument commun chez les sujets syphilitiques. Dans la statistique précitée il figure au troisième rang comme degré de fréquence entre tous les accidents tertiaires, et cela pour le chiffre considérable de 631 cas sur 4.400 malades.

2° *Gravité propre de la plupart de ces affections parasyphilitiques.* Dire que la neurasthénie, la leucoplasie buccale, la paralysie générale et le tabes constituent les principaux types de ce groupe sera en spécifier suffisamment le pronostic.

3° *Faillite du traitement spécifique vis-à-vis de ces affections d'ordre parasyphilitique.* C'est qu'en effet ces dernières sont bien loin de se laisser influencer par le mercure et l'iodure à la façon des affections syphilitiques vraies. Contre la syphilis vraie nous sommes armés et même bien armés, tandis que nous sommes à peu près désarmés contre la parasyphilis; telle est la triste réalité des choses. Conséquence : on guérit ou tout au moins on a chance de guérir une syphilis cérébrale ou une syphilis médullaire; mais guérit-on de la même façon la paralysie générale ou le tabes?

En sorte, — je me répète et j'insiste à dessein sur cette considération, parce que, me semble-t-il, elle n'a pas encore été appréciée à sa juste mesure, — en sorte, dis-je, que l'annexion de la parasyphilis à la syphilis a chargé cette dernière de nouvelles et écrasantes responsabilités. Positivement, elle a plus que doublé la gravité de son pronostic; ce pronostic, elle l'a rendu incomparablement, infiniment plus sérieux qu'au préalable. Positivement, l'incorporation dans les cadres de la syphilis de tout un groupe d'accidents presque tous graves et la plupart incurables a transformé la maladie quant à la somme et à la qualité des périls qu'elle comporte. Si bien que la syphilis, telle qu'il nous faut la comprendre aujourd'hui, est très différente, au point de vue pronostique du moins, de la syphilis telle que pouvaient l'envisager nos pères et telle qu'il nous était permis à nous-mêmes de l'envisager il y a une quinzaine d'années. Aujourd'hui, par exemple, force nous est de reconnaître à la syphilis *deux aboutissants* possibles et terribles que ne lui connaissaient pas nos pères, à savoir : la paralysie générale et, bien plus fréquemment encore, le tabes.

Or, cette considération pronostique n'est pas, certes, à dédaigner pour la question qui nous réunit actuellement ici. Qu'on veuille bien l'estimer à sa juste valeur, dans l'intérêt de la prophylaxie.

II

Dangers intéressant la famille.

Relativement à la *famille,* le danger social de la syphilis réside en ces trois points :

Contamination de la femme ;

Désunion, voire dissolution du mariage ;

Ruine matérielle de la famille par incapacité de son chef.

Examinons chacun de ces points.

I. — Le premier péril importé dans le mariage par la syphilis du mari, c'est, tout naturellement, la *contamination de la femme.*

D'où résulte, comme conséquence, ce double fait, à savoir :

1° Que la femme devient exposée pour son compte à tous les risques individuels de la syphilis, risques identiques à ceux du mari et que je n'ai plus à décrire, puisqu'ils nous sont connus par ce qui précède ;

2° Que les enfants destinés à naître de ce couple infecté seront exposés à la pire des hérédités, à savoir : l'hérédité mixte, laquelle est bien supérieure comme nocivité à l'hérédité exclusive d'un des deux conjoints. On sait, en effet, par expérience que, des trois hérédités qui menacent le fœtus (hérédité paternelle, hérédité maternelle et hérédité mixte), cette dernière est de beaucoup la plus malfaisante et la plus meurtrière[1].

Or, — question capitale en l'espèce, — *la femme mariée est-elle souvent contaminée dans le mariage* (cela, bien entendu, du chef de son conjoint, toutes contagions d'autre origine restant hors de cause)?

Eh bien, oui, certainement oui, il est absolument commun que la femme mariée, l'honnête femme, soit *conjugalement* infectée de syphilis; — et cela de telle ou telle des trois façons suivantes : soit que cette infection dérive d'une syphilis maritale anté-

1. C'est là un point que je crois avoir rigoureusement démontré dans mon livre sur l'*Hérédité syphilitique* (Paris, 1891). — Voir p. 89 et suiv.

rieure au mariage (ce qui est le cas de beaucoup le plus fréquent); — soit qu'elle dérive d'une syphilis maritale contractée *post nuptias;* — soit enfin qu'elle procède d'un fœtus héréditairement infecté par le père.

Ce fait, ce triste fait, je suis en mesure non pas seulement de l'affirmer de par mes souvenirs de praticien, mais d'en préciser la fréquence numériquement de par une enquête que j'ai instituée à ce sujet et longtemps poursuivie. Cette enquête, que j'ai exposée jadis devant l'Académie de médecine[1], le défaut d'espace m'interdit de la reproduire ici. Mais il me sera bien permis d'en énoncer sommairement les résultats, actuellement déduits de plus d'un millier d'observations. Ces résultats, les voici :

Dans la clientèle de ville, sur 100 femmes syphilitiques (sexuellement infectées, tout autre mode de contamination restant hors de cause), j'en ai trouvé :

1. *Document statistique sur les sources de la syphilis chez la femme* (*Bulletin de l'Académie de médecine*, 25 octobre 1887).

81 appartenant à la catégorie des *irrégulières* de tout ordre;

Et 19 appartenant à la classe des femmes mariées (je précise : 19 ayant reçu la syphilis de leurs maris, dûment constatés syphilitiques par moi).

19 sur 100, cela fait, en chiffres ronds, 1 sur 5; — c'est-à-dire *une femme sur cinq conjugalement contaminée!*

A diverses reprises, depuis l'époque où j'ai produit la statistique précitée, j'ai renouvelé cette enquête, et toujours pour aboutir à des résultats à peu près identiques (17 p. 100, 21 p. 100, 23 p. 100). En sorte que je crois vraie ou tout au moins très voisine de la vérité cette moyenne d'environ 20 p. 100.

Or, quelle moyenne! Quelle moyenne inattendue, extraordinaire, non moins que lamentable! Sur 100 cas de syphilis féminine, environ 20 incombant à des femmes *mariées*, et cela du fait de leur mari! C'est à n'y pas croire.

Quelle réponse aussi — soit dit incidemment — à ces optimistes, étrangers à notre art et étrangers à la réalité des choses, qui se représentent la syphilis, parmi les femmes, comme le monopole du monde galant et le dérivé exclusif de la débauche !

Et qu'il me soit permis encore d'ajouter, à un autre point de vue : quelle réponse aux adversaires de toute prophylaxie publique, venant nous dire : « Cette prophylaxie publique que vous réclamez, *à qui servira-t-elle ?* Au public peu intéressant des coureurs de femmes, des viveurs, des libertins, des filles de joie. Qui sait même si votre prophylaxie ne sera pas un encouragement à la débauche par la sécurité qu'elle offrira ? Les syphilitiques, après tout, n'ont que ce à quoi ils se sont exposés. C'est affaire à ceux qui craignent la syphilis de ne pas encourir les risques de la contracter, etc., etc. » Eh bien, à cette objection, à cette fin de non-recevoir contre toute tentative de prophylaxie publique, à cette doctrine (car c'en est une), nous voici autorisés à répondre de par la statistique précitée : « A tout le moins une prophylaxie quelconque de la syphilis peut avoir la saine et bienfaisante visée de sauvegarder un certain nombre d'individualités dignes de tout respect, puisque, sur cent femmes qui contractent la syphilis, il en est vingt qui la gagnent très honnêtement de leurs maris. »

II. — Second point : *la syphilis a pour conséquence fréquente la désunion et la dislocation des ménages.*

Le sinistre et sordide renom de la syphilis est bien fait à coup sûr pour inspirer à la femme, vis-à-vis du mari qui lui a infligé une telle souillure, des sentiments de répulsion, de dégoût, de mépris, de colère, d'indignation.

Aux yeux d'une honnête femme, la syphilis, surtout sous son nom vulgaire et grossier de « vérole », est une maladie *honteuse,* ignoble, crapuleuse ; c'est un stigmate de luxure, de débauche, presque d'infamie ; c'est la « maladie des filles », des femmes de mauvaise vie, des réprouvées. « Quelle honte pour moi ! me disait récemment une jeune femme du meilleur monde, qui venait d'être contaminée par son mari. Le misérable m'a traitée comme une fille, il m'a donné la *maladie des filles!* »

Et c'est ainsi que, bien souvent, la syphilis introduit au foyer conjugal un élément de désaffection, de désunion, voire de division absolue.

Le plus souvent, à la vérité, « les choses s'arrangent », comme on dit vulgairement, et cela pour telles ou telles raisons qu'il serait superflu de produire ici; soit que la femme ne comprenne pas ou (ce qui est plus fréquent qu'on ne le pense) qu'elle feigne de ne pas comprendre, soit qu'elle pardonne ou semble pardonner. Mais il n'en est pas toujours ainsi, surtout (soit dit au passage) au cas où la famille de la femme entre en scène pour malmener son gendre avec une bien légitime sévérité. Puis, si la femme incline volontiers au pardon et à l'oubli alors qu'il ne s'agit que d'elle seule, souvent il n'en est plus de même quand des enfants viennent à se trouver en cause. Exemple :

Une de mes clientes, qui avait déjà fait trois fausses couches, dont la raison était restée ignorée, mit au monde un enfant syphilitique, dont la maladie fut une révélation pour elle et qui ne tarda pas à mourir. Or, « jamais, me dit-elle un jour dans son chagrin, je ne pardonnerai à mon mari les quatre enfants que j'ai perdus par sa faute. » Et, quelque temps plus tard, alors qu'à propos d'accidents spécifiques survenus sur elle j'essayais de lui faire accepter un traitement auquel elle répugnait, en insistant sur l'utilité de ce traitement pour les enfants qu'elle pourrait encore avoir, elle me répondit avec une véritable indignation : « Quel affront vous me faites, mon cher docteur! Comment pouvez-vous croire que je sois destinée à avoir encore des enfants d'un homme qui m'en a tué quatre! Cet homme ne m'est et ne me sera plus de rien. Faites-moi, de grâce, l'honneur de me considérer comme veuve. » Voilà dix ans de cela, et elle a tenu parole.

De tels germes de ressentiment et de désunion une fois introduits dans un ménage, on conçoit aisément quelles peuvent en être les conséquences, à savoir : rupture du lien conjugal, avec toutes les misères sociales qui en sont les résultats usuels, tels que : séparation effective des époux, sous les apparences conservées du mariage; et alors, adultère constant du mari, adultère possible de la femme, etc.; — ou bien, séparation vraie, soit amiable, soit judiciaire; — ou bien, enfin, divorce.

Le divorce, fondé sur une transmission de syphilis du mari à la femme, est loin d'être une rareté de nos jours, spécialement dans la société parisienne. Pour ma seule part, j'en ai observé douze cas dans ma clientèle. Je tiens de M. Feuilloley, actuellement procureur de la République à Paris, que, « dans l'année où il a présidé la 4e chambre, il a prononcé huit à dix divorces pour cette cause spéciale ». « Et le nombre de tels divorces, ajoute-t-il dans une lettre qu'il m'a fait l'honneur de m'adresser à ce sujet, serait bien plus considérable encore si ladite cause n'était le plus souvent passée sous silence dans les conclusions du tribunal, les parties se bornant à articuler des griefs d'un autre ordre. »

Il n'est même pas très rare qu'en pareille situation la rupture du mariage se fasse d'une façon suraiguë et soudaine, la femme offensée précipitant *ab irato* le dénouement. Ainsi, j'ai vu six fois des jeunes femmes, tout aussitôt après avoir appris qu'elles avaient reçu la syphilis de leur mari, déserter séance tenante le toit conjugal pour rentrer à la maison paternelle.

III. — Un troisième danger est maintes fois introduit au foyer conjugal par la syphilis du mari. Et ce danger n'est autre que la *ruine de la famille;* la ruine de la famille de par la maladie, l'incapacité ou la mort de son chef naturel, de celui qui doit être le soutien de cette famille, de celui qui a charge des intérêts matériels de la communauté.

Cela, encore, n'est qu'une conséquence

toute naturelle de l'évolution morbide propre à la syphilis. On sait, en effet, que les échéances du tertiarisme sont très souvent plus ou moins tardives, c'est-à-dire que les manifestations tertiaires n'entrent fréquemment en scène qu'à long terme. Ainsi, sur un total de 5.767 accidents tertiaires, j'en ai trouvé 2.814 n'ayant fait leur apparition qu'à dater et au delà de la dixième année. D'où cette proportion : sur 100 manifestations du tertiarisme, 51 sont antérieures au début de la dixième année d'infection, et 49 lui sont postérieures.

De sorte que, très souvent, c'est l'homme mûr qui expie les péchés du jeune homme; — de sorte que la syphilis, habituellement contractée dans les années de folle jeunesse, pendant la vie de garçon, ne présente fréquemment (qu'on me passe l'expression) sa *carte à payer* qu'à l'âge où le jeune homme d'autrefois s'est transformé en un homme sérieux, en un mari, en un père de famille. En l'espèce, donc, *c'est le mari qui paye la dette du garçon,* et ce fait est majeur en l'espèce comme conséquences, ainsi qu'on va le voir.

Car la dette en question peut être lourde. Elle peut consister en un accident susceptible de compromettre un organe important, un système essentiel, voire de menacer la vie. Cet accident, en effet, peut être une syphilis cérébrale ou une syphilis médullaire, ou bien une ophtalmie profonde, ou bien un tabes, ou bien une paralysie générale. Et de là, comme résultat définitif, possibilité d'un trouble fonctionnel grave, très grave, voire permanent et irrémédiable, tel qu'infirmité musculaire constituée par une hémiplégie, une paraplégie, une monoplégie, ou bien infirmité sensorielle (cécité, surdité), ou bien encore déchéance intellectuelle, etc.

Et alors? — Et alors, de par l'incapacité de son chef, voici la famille en détresse, à moins qu'elle ne dispose (chose rare) d'un patrimoine qui lui permette de vivre sans le travail du mari. En tout cas, la voici frappée à la tête, réduite comme ressources; et, bien souvent aussi, la voici tombant du coup dans le dénuement, la gêne, la misère.

Or, déjà bien des fois, je l'affirme, j'ai vu la misère s'installer au foyer domestique par le fait de l'incapacité d'un chef de famille terrassé par la vérole. Puisque les dangers sociaux de la syphilis sont actuellement à l'ordre du jour, en voilà un certes bien digne en l'espèce de figurer au premier rang.

D'autant que celui-ci n'est pas rare, je le répète. A l'hôpital, certes, il nous échappe et passe inaperçu, parce qu'à l'hôpital nous ne connaissons de nos malades que leur maladie, et rien de plus. Mais en ville, là où nous pénétrons dans les intérieurs et assistons *de visu* à la détresse des familles, il ne s'impose que trop souvent à notre observation.

Insister sur le fait par quelques exemples ne sera peut-être pas superflu, car avec cette considération particulière nous sommes, me semble-t-il, en plein cœur de la question.

Un ouvrier graveur contracte la syphilis à vingt-trois ans et ne s'en traite que légèrement. — A trente ans, il se marie et devient bientôt père de deux enfants. — Habile de son métier, gagnant 8 à 10 francs par jour, il subvient facilement aux besoins de sa famille. — Mais, tout à coup, le voici aux prises, comme conséquence de son ancienne maladie, avec une syphilis cérébrale grave, laquelle se termine par une hémiplégie droite avec contracture. Travail désormais impossible. Conséquence : *misère*, misère noire. Heureusement, une parente charitable recueille les deux enfants. Mais la femme reste sans ressources avec un mari infirme; elle et lui vivent de un franc cinquante centimes par jour, que la malheureuse gagne péniblement de son aiguille.

Un jeune architecte se marie sept ans après avoir contracté une syphilis qui, bien que très négligemment traitée, n'en est pas moins restée remarquablement bénigne jusqu'alors. Six mois plus tard, il est pris d'accidents cérébro-spinaux bien manifestement spécifiques. Il meurt, en laissant une femme et un tout jeune enfant dans un *dénuement* absolu.

Un jeune artiste, peintre plein de talent et d'avenir, se marie quelques années après avoir contracté une syphilis que, lui aussi, il n'a que très sommairement traitée. Tout va pour le mieux pendant quelques années. Les tableaux se vendent, le petit ménage prospère et s'enrichit d'un enfant. Puis, survient au mari une affection oculaire double, qui est d'abord méconnue comme nature et qui, attaquée trop tardivement par la médication spécifique, aboutit à une cécité complète. Résultat : famille ruinée, tombant dans l'indigence et forcée de s'inscrire au *bureau de bienfaisance* pour ne pas mourir de faim.

Et combien d'autres drames de ce genre, tous issus de la vérole, n'aurais-je pas à citer !

III

Conséquences héréditaires.

En troisième lieu, *la syphilis constitue un danger social par les conséquences héréditai-*

res qu'elle comporte, notamment par l'effroyable mortalité dont elle menace les enfants.

Conséquences héréditaires, voilà par excellence le danger social de la syphilis. Ces conséquences, il n'est qu'un mot pour les qualifier. Elles sont *épouvantables*, et ce mot ne sera que trop légitimé par ce qui va suivre.

Oh ! sans doute, ces conséquences héréditaires ne sont pas fatales, inéluctables. Car, s'il en était ainsi, la syphilis serait le plus actif de tous les facteurs de dépopulation, ce qu'elle n'est pas, grâce au Ciel. Et je m'empresse de dire que son influence héréditaire peut être contre-balancée, amoindrie, voire annihilée par le traitement spécifique. Aussi bien est-il absolument commun de rencontrer des sujets qui, bien que syphilitiques, ont engendré des enfants bien portants et indemnes de toute tare.

Mais, insuffisamment traitée ou, *à fortiori*, abandonnée à son évolution propre, la syphilis se montre singulièrement nocive pour les jeunes, nocive de bien des façons, et bien souvent aussi nocive jusqu'à la mort. On a dit qu'elle « tuait les jeunes par hécatombes », et le mot n'a rien d'exagéré. Reste à ajouter seulement qu'elle se réserve de les tuer à divers âges. Ainsi :

Elle les tue le plus souvent dès les premiers mois de la conception. De là « l'*avortement syphilitique* », célèbre par sa fréquence.

Elle les tue souvent aussi à une époque plus avancée de la grossesse, à savoir dans les derniers mois de la gestation. De là l'*accouchement prématuré,* encore éminemment commun.

Elle les tue à leur *naissance*. Que d'enfants hérédo-syphilitiques ne voient le jour que pour mourir après quelques heures !

Elle les tue, et cela avec une fréquence connue de tous, dans leurs *premières semaines*[1].

1. Ainsi une statistique officielle de l'Assistance publique donne un total de 458 enfants morts sur 996 naissances issues de femmes syphilitiques qui sont venues accoucher dans les hôpitaux de la capitale de 1880 à 1885.

Proportion de mortalité infantile : 40 pour cent (!).

D'autres fois encore elle les laisse vivre un certain temps, quelques années par exemple, voire jusqu'à l'adolescence, pour les tuer à long terme par quelque lésion relevant de ce qu'on a appelé la *syphilis héréditaire tardive,* plus commune, infiniment plus commune qu'on ne le croit généralement, parce que, généralement, elle reste méconnue.

Un second fait non moins essentiel à noter est que, très fréquemment, cette action meurtrière de la syphilis se poursuit, s'entretient, se continue sur toute une série de grossesses. Ainsi, rien n'est plus commun que de rencontrer des familles où, du fait et du fait exclusif de la syphilis, il s'est produit toute une série de fausses couches, par exemple deux, trois, quatre. Sans parler même de ces cas, naturellement plus rares, où l'on a vu des avortements se succéder *en série,* suivant le terme consacré, jusqu'au nombre de cinq, six, sept, huit, neuf, dix, onze, douze, et même au delà. — Exemple : une de mes malades de Saint-Louis, femme bien constituée, mais syphilitique et mariée à un syphilitique, a commencé par faire *douze fausses couches,* et cela sans autre cause appréciable que son état diathésique. Plus tard, elle a eu quatre enfants, dont trois sont morts en tout bas âge « de méningite », et dont le dernier, petit vieux rachitique et athrepsique, a dû, suivant toute probabilité, subir le sort de ses aînés[1].

De même il est absolument commun de rencontrer des familles syphilitiques où, sans parler des avortements, plusieurs enfants venus à terme (ou presque à terme) ont succombé à divers âges et, le plus souvent, dans le tout jeune âge, du fait incontesté de la syphilis. C'est par milliers qu'on produirait les cas où la syphilis a tué de la sorte deux, trois, quatre, cinq enfants dans une même famille. — Nombreux encore à citer seraient les cas où l'on a vu le quotient des décès s'élever plus haut, et bien plus haut, dans certaines familles.

1. Je viens d'apprendre tout récemment que cette facile prévision s'est réalisée.

Exemples :

Cas du	Dr Behrend ..	8	décès sur	11	naissances
—	Dr Turhman..	8	—	11	—
—	Dr Comby....	8	—	11	—
—	Prof. Moncorvo	8	—	9	—
—	personnel	8	—	9	—
—	Prof. Pinard..	9	—	11	—
—	Dr Christian ..	9	—	10	—
—	Dr Apert	9	—	10	—
—	Dr Fuchs	10	—	14	—
—	Dr Le Pileur..	10	—	11	-
—	Dr Bryant	11	—	12	—
—	Dr Carré	11	—	12	—
—	personnel	11	—	16	—
—	Dr Nobl	12	—	15	—
—	Davis	15	—	19	—
—	personnel	15	—	16	—
—	Dr Ribemont-Dessaignes.	18	—	19	—

Aussi bien la syphilis aboutit-elle fréquemment à *anéantir en germe la postérité de certaines familles.* Il est des familles où elle fait le vide complet, où elle fait table rase. Exemples, entre des centaines d'autres cas analogues que j'aurais à produire, les observations suivantes :

Observation	de Bertin........	4	naissances ;	4	morts.
—	de Cazenave.....	4	—	4	—
—	du Dr Arteaga ...	4	—	4	—
—	du Dr Orlowski...	4	—	4	—
—	du Dr Legrand ...	4	—	4	—
—	du Dr Hutinel....	4	—	4	—
—	du Dr Lemonnier.	4	—	4	—
—	du Dr Perrin	4	—	4	—
—	personnelle......	4	—	4	—
—	—	4	—	4	—
—	—	4	—	4	—
—	du Pr Pinard	5	—	5	—
	du Dr Hermet....	5	—	5	—
—	du Dr Hélène Krykus .	5	—	5	—
—	personnelle......	5	—	5	—
—	—	5	—	5	—
—	du Dr Tanner	6	—	6	—
—	du Dr Trousseau .	6	—	6	—
—	du Dr Tardiff	6	—	6	—
—	du Dr de Molènes.	6	—	6	—
—	personnelle......	6	—	6	—
—	—	6	—	6	—
—	du Dr Hudelo	7	—	7	—
—	personnelle......	7	—	7	—
—	—	7	—	7	—
—	du Dr Erasmus Wilson.	8	—	8	—
—	du Dr Christian ..	8	—	8	—
—	du Dr Bar	10	—	10	—
—	du Dr Porak.....	11	—	11	—

Etc., etc.

Tout cela, d'ailleurs, est connu, tout cela même est devenu banal, depuis que de nombreux travaux ont été publiés sur ce point et que des milliers d'observations ont convergé dans le même sens, sans discordance, pour confirmer ces résultats. Si bien que la *polymortalité des jeunes* dans une famille est devenue de nos jours un signe usuel pour le diagnostic de l'hérédo-syphilis. Non pas, à coup sûr, que la syphilis soit seule à tuer les enfants de la sorte (car on sait que la tuberculose, l'alcoolisme, le saturnisme, etc., exercent sur les enfants une influence de même ordre); mais, à coup sûr également, telle est la fréquence avec laquelle la syphilis sévit mortellement sur les jeunes que cette polymortalité infantile ne saurait manquer d'éveiller un soupçon d'hérédité spécifique, soupçon que d'autres signes viennent le plus souvent confirmer.

A ce qui précède j'aurais maintenant à ajouter nombre de considérations non moins importantes et curieuses, si j'avais à faire œuvre ici de pathologiste. J'aurais à dire, par exemple, que cette nocivité héréditaire de la syphilis est variable d'intensité suivant nombre de conditions. Ainsi, il est acquis de par la statistique que :

1° Quant à la provenance, l'hérédité *paternelle* est celle qui se traduit par la mortalité moindre (28 p. 100); — l'hérédité *maternelle,* infiniment plus dangereuse, comporte une mortalité plus que double de la précédente, à savoir : 60 p. 100 ; — enfin, l'hérédité mixte est celle qui fournit le maximum de mortalité, avec le chiffre de 68 p. 100[1].

2° Cette nocivité héréditaire de la syphilis varie notablement suivant les *milieux sociaux.* En ville, la mortalité des enfants issus de mères syphilitiques varie de 60 à 61 p. 100 (approximativement). A l'hôpital, je l'ai vue s'élever jusqu'à 84, voire 86 p. 100. — Ce dernier chiffre, à la vérité, cet épouvantable chiffre m'a été fourni par une statistique recueillie à Lourcine, hôpital où abon-

1. Statistique empruntée à mon livre sur l'*Hérédité syphilitique*, Paris, 1891.

dent de jeunes prostituées libres, recherchant bien plutôt que craignant la fausse couche et se traitant en conséquence.

3° Enfin, il ressort de l'expérience que cette nocivité héréditaire se montre très inégale suivant l'âge de la syphilis. Elle atteint son maximum dans les trois premières années de la maladie, pour décroître au delà. En sorte que, bien certainement, le temps affaiblit, atténue et finit même (mais lentement) par annihiler l'influence hérédo-syphilitique[1].

Quelque sommairement qu'il me soit imposé de toucher ces divers points, comme tant d'autres afférents au même sujet, il en est un cependant auquel, en raison de sa haute importance, je dois ici une mention particulière. Celui-ci est relatif à l'extraordinaire malignité qu'est susceptible de revêtir l'influence hérédo-syphilitique alors qu'elle s'exerce dans les premiers temps de la mala-

2. Voir, pour les détails afférents à ce sujet, l'ouvrage précité, p. 97 et suiv.

die. Elle atteint alors vraiment un *fastigium de nocivité* qui dépasse tout ce qu'on pourrait croire.

Ainsi j'ai vu, de mes yeux vu ceci :

90 femmes, contagionnées par leurs maris, sont devenues enceintes dans la *première année* de leur syphilis. Or, à quels résultats ont abouti ces 90 grossesses ?

50 se sont terminées par avortement ou expulsion d'enfants mort-nés.

38 par naissance d'enfants qui se sont rapidement éteints ;

Et 2 (2 seulement !) par naissance d'enfants qui ont survécu.

Et cette hécatombe d'enfants, — qu'on veuille bien noter ceci, — où l'ai-je observée? Non pas à l'hôpital, non pas à Lourcine, c'est-à-dire dans un milieu social inférieur, où des conditions diverses de mauvaise hygiène, de surmenage, de misère, de débauche etc., constituent d'indéniables prédispositions à l'avortement, mais bien *en ville,* j'ai besoin de le préciser, en ville et dans ma clientèle privée, c'est-à-dire dans des familles bourgeoises ou même aristocratiques, sur des femmes jeunes, bien constituées et bien portantes pour la plupart, jouissant de tous les privilèges de l'hygiène et de la fortune. — Cette première année de l'infection est donc par excellence l'*année terrible* au point de vue de l'hérédité.

IV

Dystrophies et dégénérescences hérédo-syphilitiques.

Enfin, un quatrième ordre de dangers résulte de ces curieuses *dystrophies hérédo-syphilitiques* que l'on a commencé seulement à étudier depuis un certain temps et dont bon nombre, par leur haute importance, constituent pour l'individu, comme pour l'espèce, de véritables stigmates de déchéance, d'abâtardissement, d'infériorisation, de dégénérescence.

Ces tares héréditaires de la syphilis qui

n'affectent pas la modalité syphilitique vraie, qui ne sont pas syphilitiques à proprement parler, revêtent le caractère de manifestations *dystrophiques*.

« Elles consistent presque toutes, sous des formes variées à l'infini, en des défaillances natives du développement, aboutissant à des imperfections, à des incorrections organiques, à des formations enrayées ou défectueuses, à des déviations de type, etc., voire, dans leur degré le plus élevé, à des *monstruosités* véritables.

« De là, pour l'individu, un amoindrissement de vitalité et de résistance vitale; de là, pour lui, une *infériorisation*, à des degrés naturellement très variés, par rapport à des individus mieux doués que lui, mieux armés que lui pour le *struggle for life*; de là, en définitive, un acheminement, à des degrés variés, vers la *dégénérescence*[1]. »

Ces dystrophies de provenance hérédo-syphilitique, il faudrait déjà un volume pour

1. Dr Edmond Fournier, *Stigmates dystrophiques de l'hérédo-syphilis;* Paris, 1898.

les décrire. Force me sera donc, en ce qui les concerne, de m'en tenir ici à une mention des plus sommaires, ou plutôt même à une simple énumération de têtes de chapitre.

Avec l'auteur d'une récente monographie sur ce sujet, je crois qu'on peut les diviser naturellement en trois groupes, de la façon suivante :

1° Les unes n'intéressent l'individu que d'une façon *partielle,* en l'affectant dans un système, dans un segment de système, voire dans un seul organe, isolément.

2° Les autres constituent des modalités d'ordre *général* qui portent sur tout l'être, qui l'affectent d'ensemble et dans toutes ses parties.

3° D'autres, enfin, infiniment plus rares et malaisément définissables, se caractérisent par l'excès même de la dystrophie, par l'exagération de l'anomalie, et constituent des *monstruosités* (docteur Edmond Fournier).

I. — Dans le premier groupe prennent place, à ne citer que les principaux, les divers types dystrophiques suivants :

Dystrophies dentaires, extrêmement communes, comme on le sait, chez les hérédo-syphilitiques; — et dystrophies maxillaires (atrophie de l'os incisif, ogivalité palatine, bec-de-lièvre, etc.);

Malformations crâniennes, à types très variés (grosse tête bosselée, crâne asymétrique, crâne natiforme; — microcéphalie; — hydrocéphalie, etc.);

Dystrophies nasales;

Dystrophies oculaires;

Dystrophies auriculaires;

Dystrophies rachidiennes (scoliose; — *spina bifida*);

Dystrophies des membres, de types extrêmement variés : hypotrophies, asymétries, élongations partielles, gigantisme, nanisme partiel, nanisme général (dont un spécimen, par exemple, a été offert par le célèbre nain Bébé qui, très certainement, était un hérédo-syphilitique)[1], polydactylie, syndactylie, ectrodactylie, ectromélie, hémimélie, dystrophies pelviennes, luxation congénitale de la hanche, pieds-bots, etc.;

Dystrophies cérébrales et médullaires; — surdi-mutité;

Dystrophies cardiaques et vasculaires; — mala-

1. Voir *Influence dystrophique de l'hérédo-syphilis*, par A. Fournier, *Médecine moderne*, 1890.

die bleue; — aplasie congéniale du système vasculaire;

Dystrophies génito-urinaires : ectopie testiculaire, cryptorchidie, infantilisme testiculaire, malformations utérines et ovariennes, etc.

Et que d'autres ne suis-je pas forcé de passer sous silence!

II. — Le second groupe, constitué par des dystrophies d'ordre général et intéressant tout l'être, comporte trois types principaux bien connus, à savoir :

1° Celui des dystrophies originelles de constitution, de tempérament, de résistance vitale, se traduisant sous des formes diverses à divers âges de la vie.

Dans le premier âge, cette dystrophie native est représentée par le type bien connu de l'*avorton syphilitique*, petit être rabougri, chétif, atrophié, débile au point de ne pouvoir ni téter ni crier, offrant le facies classique de ce qu'on a appelé la décrépitude ou sénilité infantile, et ne venant au jour le plus souvent que pour s'éteindre à rapide échéance.

Plus tard, elle se traduit par cet autre type plus rare, mais non moins authentique, de l'*enfant valétudinaire,* délicat, malingre, terreux d'aspect, pauvrement musclé, languissant, difficile à élever, toujours malade, ne sortant d'un état morbide que pour retomber dans un autre, prédisposé à toutes les contagions, notamment à celle de la tuberculose, etc.

A tout âge, enfin, elle peut s'accuser par ce qu'abréviativement j'appellerai la *fragilité de vie,* c'est-à-dire par un quotient de vitalité inférieur au quotient normal, par une résistance aux maladies inférieure à la moyenne courante. Il est positif, en effet, que les hérédo-syphilitiques sont fréquemment emportés par des maladies qui ne comportent pas (au moins le plus souvent) de terminaison fatale. Dans le tout jeune âge, notamment, on les voit parfois mourir de « rien », si je puis ainsi parler, voire être enlevés subitement, inopinément, presque sans maladie; et nombreux sont les cas où, en pareille occurrence, l'autopsie la plus scrupuleuse reste muette comme interprétation des causes de la mort[1]. — Dans un âge plus avancé, il n'est pas rare que les maladies des hérédo-syphilitiques revêtent une forme particulièrement sérieuse, voire *maligne,* et que la raison de cette gravité, de cette malignité insolite, ne puisse être rapportée qu'à l'état de débilité native de ces sujets, c'est-à-dire à leur tare infectieuse héréditaire. A n'en citer qu'un seul exemple (car je ne veux pas faire ici de pathologie), le docteur Jullien a relaté tout récemment une très curieuse observation de *pneumonie foudroyante* sur un jeune sujet hérédo-syphilitique. Il s'agissait, en l'espèce, d'un jeune homme de vingt-deux ans, hérédo-syphilitique, petit, chétif, réformé pour faiblesse de constitution, dystrophique, hémophilique, etc., qui, pris de pneumonie, fut emporté « en trente-six heures ».

2° Un second type qu'affectent assez fréquemment ces dystrophies d'ordre général

1. Voir Mémoire précité sur l'*Influence dystrophique de l'hérédo-syphilis,* p. 25.

est celui de l'*infantilisme,* constitué principalement, comme chacun sait, par un arrêt permanent du développement physique, par la petitesse de taille, par l'exiguïté du corps et des membres, par une sorte de ratatinement, de rabougrissement de l'individu.

Combien d'hérédo-syphilitiques n'ai-je pas vus subir, à leur vingtième année, l'humiliation d'être exclus du service militaire « pour défaut de taille »! Je connais, entre cent exemples que j'aurais à citer, le cas d'une famille où, sur six enfants nés d'un père syphilitique et d'une mère saine (l'un et l'autre d'une taille au-dessus de la moyenne), trois sont restés d'une taille infantile, qui ne leur a pas permis d'être soldats.

3° Enfin, un troisième type est celui du *rachitique* à la grosse tête bosselée, aux jambes torses, au rachis dévié, au bassin vicié, etc. — Le rachitisme, à coup sûr, n'est pas, comme l'avait cru Parrot, un produit et un produit exclusif de la syphilis; il ne constitue en rien une manifestation de nature syphilitique; mais, à coup sûr aussi, il est un mode d'expression des plus communs de l'hérédo-syphilis. Aussi bien, au nom de la vérité clinique à qui reste toujours le dernier mot, une réaction est-elle en voie de se produire aujourd'hui contre la réaction excessive qu'avait provoquée la doctrine de Parrot. Et cette vérité clinique, c'est que, d'une façon ou d'une autre (peu importe), *le rachitisme est étroitement lié à l'hérédo-syphilis*. L'hérédo-syphilis n'est pas seule à le produire, certes ; mais elle le produit fréquemment, très fréquemment. Cela, je suis en droit de l'affirmer et de par mes lectures et de par mon observation personnelle : de par mes lectures, qui m'ont permis de colliger un nombre considérable de cas où se trouve signalé le rachitisme comme conséquence d'une hérédité syphilitique ; — de par mon observation personnelle, qui me l'a fait constater sur une foule d'enfants issus de souche syphilitique. — De même, à ne citer que ce seul témoignage, notre célèbre accoucheur, le professeur Pinard, me disait récemment ceci : « Dans toute ma pratique, je n'ai jamais observé un seul cas de rachitisme en dehors de l'hérédité syphilitique. »

III. — Dernier groupe. — Les dystrophies hérédo-syphilitiques, alors qu'elles viennent à s'écarter du type normal d'une façon considérable, peuvent aboutir à ce qu'on appelle la *monstruosité*. Certes, le fait est rare et ne mérite que d'être consigné au passage ; mais il n'en est pour cela ni moins curieux ni moins suggestif comme exemple de l'*intensité de déchéance* que l'hérédité syphilitique peut infliger à l'embryon. Bien que la question ne soit à l'ordre du jour que depuis fort peu de temps, un jeune médecin a déjà pu réunir vingt-trois cas de cet ordre, empruntés aux meilleures sources, cas non contestables et, jusqu'ici du moins, non contestés[1].

La syphilis peut donc *faire des monstres*, cela est certain.

Du reste, rien d'étonnant à cela, et pour deux raisons que voici : c'est, d'abord, que la monstruosité n'est que l'exagération,

1. Dr Edmond Fournier, travail précité, p. 131.

l'amplification de la dystrophie ; or, je n'ai plus à dire, après ce qui précède, que la syphilis est par excellence une infection à dystrophies héréditaires. — En second lieu, si l'on sait seulement depuis fort peu de temps que la syphilis peut servir de cause à diverses monstruosités, il est à cela un motif des plus simples : c'est que l'on ne s'était jamais préoccupé de rechercher une relation possible entre elle et les monstres.

Au total, les diverses dystrophies dont il vient d'être question consistent toutes en des incorrections, des imperfections du développement organique, qui réalisent pour l'individu, à des degrés naturellement très divers, des raisons de déchéance, d'infériorisation, de *dégénérescence*.

De dégénérescence, oui, et le mot n'a rien d'excessif. N'est-ce pas un dégénéré, par exemple, que ce misérable petit hérédo-syphilitique qui naît à l'état d'avorton pour mourir quelques heures ou quelques jours plus tard, voire pour mourir le plus souvent de par cette seule raison qu'il n'a pas la force de vivre, qu'il est frappé en naissant d'inaptitude à la vie?

N'est-ce pas de même un dégénéré que cet enfant qui survit, mais chétif, malingre, valétudinaire, toujours malade et, somme toute, déchu physiquement?

N'est-ce pas un dégénéré que cet infantile assez disgracié pour être exclu du sort commun, j'entends de l'honneur de porter les armes?

N'est-ce pas un dégénéré que ce rachitique difforme, grotesque, bossu, infirme?

Ne sont-ce pas aussi des dégénérés tous ces infirmes de l'intelligence qu'engendre l'hérédo-syphilis et que, suivant la variété ou le degré de leur déchéance psychique, on appelle des arriérés, des simples, des bornés, des déséquilibrés, des détraqués, des imbéciles, des idiots?

Ne sont-ce pas aussi des dégénérés tous ces infirmes du système nerveux qui, de par l'hérédité syphilitique, naissent ou deviennent des hydrocéphales, des névropathes, des névrosés, des hystériques, des neurasthéniques, des épileptiques, des sourds-muets, etc.?

Et ainsi de suite.

En sorte que, très positivement, l'influence hérédo-syphilitique aboutit en maintes occasions à constituer les sujets auxquels elle permet de vivre à l'état d'êtres infériorisés, décadents, déchus, abâtardis à des degrés divers et sous des formes diverses. Très certainement, elle constitue, par rapport à l'espèce, ce qu'il est très légitime d'appeler des *dégénérescences*.

V

Ce n'est pas tout encore. Car, cela dit sur les déchéances individuelles, surgit tout aussitôt une question connexe qui s'impose, et cette question n'est autre, tout naturellement, que celle-ci :

Quelle sera la descendance de ces sujets ainsi dystrophiés? Cette descendance subira-t elle ou non l'influence de l'hérédité syphilitique?

Quelques mots sur ce point spécial qui, à coup sûr, fait partie intégrante de notre sujet.

Tout d'abord, pour certains cas, ladite descendance n'existera même pas, n'aura même pas possibilité d'être. La stérilité, en effet, est le résultat forcé de certaines dystrophies, telles que dystrophies utérines ou ovariennes[1], malformations génitales, infantilisme, idiotie, etc.

Mais, quand elle existera, quelle sera-t-elle, cette descendance?

De par des exemples nombreux à l'infini, elle pourra être normale et indemne de tares héréditaires. C'est même là, je crois, le fait usuel. Mais il est non moins avéré que les enfants des hérédo-syphilitiques peuvent porter l'empreinte de leur tare originelle. Il est non moins avéré que la syphilis du grand-père peut se traduire sur le petit-fils par tel ou tel stigmate dystrophique (du côté du

1. M. le docteur Doléris me disait tout récemment avoir en mains une série d'observations de stérilité par sclérose ovarienne native chez des femmes hérédo-syphilitiques.

squelette ou des yeux, par exemple[1]. En sorte que, bien certainement, il existe, comme conséquence de la syphilis, une *hérédité dystrophique de seconde génération* ou, suivant une expression nouvellement introduite dans la langue médicale, une « hérédité-dystrophique *seconde* ».

Cela, nous sommes en mesure de l'affirmer, bien que la question soit encore neuve, de par toute une série de recherches et d'observations récentes. Ainsi, par exemple, le docteur Barthélemy, qui a étudié et fouillé ce sujet avec ardeur depuis plusieurs années, a vu maintes fois cette hérédité syphilitique seconde se traduire par des dystrophies les plus diverses, mais rappelant toujours celles qui caractérisent l'hérédité spécifique de première génération.

Pour préciser, il a observé ceci comme expression de ce qu'il appelle « la syphilis héréditaire lointaine » :

1. Cas cités par MM. Galezowsky, Antonelli, Strzeminski (de Vilna), G. Pisenti, etc.

Chétivité native, débilité congéniale;

Lenteur et difficulté de croissance;

Arrêts et imperfections du développement physique, dans les formes les plus variées;

Infantilisme;

Retards de l'évolution dentaire, et dystrophies dentaires;

Strabisme;

Rachitisme et scoliose;

Malformations des types les plus divers : bosselures crâniennes, hydrocéphalie, asymétries crâniennes et faciales; — écrasement du nez; — ogivalité de la voûte palatine; — bec-de-lièvre; — cryptorchidie; — syndactylie; — hernies et surtout hernie ombilicale; — nœvi, etc.;

Troubles vasculaires; — acrocyanose;

Tares nerveuses : nervosisme, hystéricisme, phobies, convulsions infantiles, épilepsie, débilité intellectuelle, voire idiotie, etc.

Des faits de même ordre et de signification semblable ont été produits ces derniers temps par divers observateurs, notamment par le professeur Tarnowsky, par les docteurs Étienne, Jacquet, Jullien, Gastou, Edmond Fournier, etc. A mon tour, j'en pourrais citer bon nombre, témoignant tous dans le même sens.

Il y a plus. C'est qu'on a vu parfois cette hérédité *seconde,* au lieu de tendre à s'atténuer, sévir avec une intensité, une nocivité égale à celle qui caractérise si souvent l'hérédité prime ; c'est ainsi qu'on l'a vue, à l'instar de cette dernière, étendre son action à toute une lignée d'enfants. Qu'on en juge par les trois cas suivants, pour lesquels je réclamerai encore une mention particulière :

I. — Observation du docteur Gibert (du Havre) : quatre enfants naissent d'un père sain et d'une *mère hérédo-syphilitique.* — Tous les quatre sont affligés de rachitisme à un haut degré (courbure des os, déformation du crâne, etc.). — En outre, l'un d'eux est idiot.

II. — Observation du docteur Caubet : issues d'un homme sain et d'une *femme hérédo-syphilitique,* quatre grossesses aboutissent à ceci :

Une fausse couche ;

Deux enfants mort-nés ;

Dernière grossesse amenant un monstre, littéralement criblé de monstruosités (bec-de-lièvre double, absence de luette, oreilles difformes, pied-bot, vices de conformation des doigts, orteils en griffe, imperforation de l'urètre, malformations articulaires, nœvi, etc.).

III. — Observation du docteur Étienne : quatorze grossesses, issues d'un ménage où une femme saine est unie à un mari hérédo-syphilitique. — Résultats sommaires :

Six enfants morts (dont cinq par avortement) ;

Cinq enfants affectés de troubles cérébraux ;

Un enfant arriéré ;

Deux enfants affectés de dystrophies dentaires.

Eh bien, est-ce que ces faits ne rappellent pas exactement et trait pour trait ce que nous observons à tout instant comme conséquence de l'hérédité prime ? Et l'identité entre ces deux ordres d'accidents ne témoigne-t-elle pas de leur commune origine ?

En tout cas, et quelque réserve qui nous soit imposée dans une question à la fois aussi neuve et aussi complexe, il est un fait qui d'ores et déjà doit être considéré comme acquis, définitivement acquis et d'une authenticité indéniable. Ce fait, important entre tous, c'est l'action meurtrière qu'est capable d'exercer sur le fœtus l'influence hérédo-syphilitique.

Je précise : *à la façon de la syphilis, l'hérédo-syphilis peut réagir sur le fœtus de la façon la plus nocive.* A la façon de la syphilis, elle constitue très certainement une *prédisposition à l'avortement,* comme à la *naissance d'enfants morts ou destinés à une mort rapide.* — De cela voici la preuve :

Pour ma seule part, sur trente-quatre grossesses issues de ménages où l'un des conjoints (le père le plus souvent) était entaché d'hérédo-syphilis, j'ai noté ceci :

Onze cas d'avortement ;

Trois cas d'accouchement prématuré ;

Quatre cas de mort survenue peu après la naissance.

Proportion de mortalité : 53 p. 100.

Dans un cas observé par M. le professeur Pinard, une femme hérédo-syphilitique unie à un homme sain fit coup sur coup et sans cause quatre fausses couches, puis accoucha ensuite d'nn enfant syphilitique.

Dans un cas relaté par le professeur Tarnowski, *onze* grossesses, issues d'un père hérédo-syphilitique et d'une femme saine, se terminèrent ainsi : *huit enfants mort-nés* et trois survivants (dont un hystéro-épileptique, un autre tuberculeux, et le dernier affecté de goitre exophtalmique).

Additionnant les résultats de diverses observations de cet ordre que j'ai pu réunir, j'aboutis aux chiffres suivants, sur un total de 81 grossesses survenues dans des ménages où l'un des conjoints était entaché d'hérédo-syphilis :

Avortements	28
Accouchements prématurés (enfants morts).	13
Enfants morts à bref délai	7
Survivants	33
	81

C'est-à-dire, en chiffres ronds et au pourcentage :

50 p. 100 d'avortements ou d'accouchements prématurés ;

Et, comme mortalité pour ainsi dire immédiate, 59 p. 100.

Conséquemment, on retrouve ou tout au moins on peut retrouver dans l'hérédo-syphilis l'influence nocive, abortive et fœticide, qu'exerce si puissamment la syphilis sur le fœtus. Même cause et mêmes effets de part et d'autre. Cela devait être, cela est.

Encore un méfait en plus, jusqu'alors ignoré, qu'il convient d'ajouter au bilan de nocivité de la syphilis[1].

VI

Tel est le bilan de la syphilis comme nocivité vis-à-vis de l'individu, de la famille, de l'enfant et de l'espèce, et tels sont les dangers sociaux qu'elle comporte, du moins d'après ce que m'a appris une longue expérience de ces tristes sujets.

1. Il est même démontré actuellement qu'en certains cas — rares, à la vérité — la syphilis a pu se transmettre héréditairement *en tant que syphilis* à la seconde génération. — Voir sur ce point le rapport du docteur Edmond Fournier à la Société de dermato-syphiligraphie, 1903.

Cela dit, peut-être devrais-je poser ici la plume. Cependant, il me semble qu'en me bornant à ce qui précède je laisserais une lacune dans la tâche que vous avez bien voulu réclamer de moi. En tout cas, je serais tourmenté du remords de laisser dans l'ombre un document clinique (*clinique*, j'insiste sur ce point, car je ne suis qu'un clinicien et ne veux pas excéder ma compétence), document qui peut servir, lui aussi, de « pièce à consulter » pour l'équitable solution de la grave question que ce Congrès a inscrite à son ordre du jour dans les termes suivants : « La société a-t-elle le droit, voire l'obligation, de se défendre contre la syphilis par des mesures de prophylaxie publique ? » Je réclamerai donc encore de vous quelques instants d'attention relativement à ce qui va suivre.

Nombre de gens du monde (et j'entends par ce mot pour l'instant les personnes étrangères à notre art) se désintéressent volontiers d'une prophylaxie publique de la syphilis, en raison d'un préjugé que je vais dire.

Une prophylaxie de cet ordre, ils la jugent de peu de prix, pour la raison qu'à leurs yeux elle ne serait destinée qu'à protéger des sujets qui *pourraient bien se protéger eux-mêmes.* Que de fois, pour ma part, n'ai-je pas entendu, et que de fois aussi sans doute n'avez-vous pas entendu des membres du Parlement, des sénateurs, des députés, des conseillers municipaux, etc., raisonner ainsi :

« Le public réclame de nous des lois, des règlements administratifs pour le protéger contre la syphilis ; mais qu'il commence donc par se protéger lui-même ! La syphilis ne tombe pas du ciel. Sa contagion est très différente de celle de nombre d'autres maladies, telles que la grippe, la diphtérie et autres, qu'on prend sans les avoir cherchées, sans les avoir bravées, sans même savoir où et comment on les a prises. La syphilis, elle, ne va chercher personne, et, tout au contraire, besoin est d'aller la chercher dans ses repaires. Donc, encore une fois, que ceux qui craignent la syphilis prennent soin de se protéger eux-mêmes. Ils sont au fait du danger, ils le connaissent; ils ont, pour se défendre, *leur âge, l'expérience des choses et la raison.* »

Rien de plus vrai, du moins pour une part, répondrai-je, et jamais aucune prophylaxie ne vaudra celle de l'observance personnelle. Mais, avant d'aboutir à la conclusion qui dérive d'un tel raisonnement, c'est-à-dire à l'inutilité de toute prophylaxie publique, veuillez donc, je vous prie, jeter les yeux sur le tableau qui va suivre et en méditer quelques résultats, quelques enseignements.

Ce tableau est une statistique dressée par un jeune médecin, mon fils, sur un total de 11.000 cas de syphilis observés par moi dans la clientèle de ville (10.000 cas relatifs à l'homme et 1.000 relatifs à la femme), statistique ayant pour visée d'établir *à quels âges et dans quelle proportion de fréquence par rapport à chaque âge se contracte la syphilis de contamination sexuelle* (de contamination sexuelle, l'auteur ayant à dessein exclu de cette statistique tous les cas de contagion autres que ceux d'origine sexuelle).

Voici ce tableau :

Age de contamination.	Hommes (10.000 cas.)	Femmes (1.000 cas.)
14e année.	»	6
15e —	16	12
16e —	38	22
17e —	119	33
18e —	277	62
19e —	367	74
20e —	610	104
21e —	699	74
22e —	810	49
23e —	819	61
24e —	789	61
25e —	774	59
26e —	629	45
27e —	546	38
28e —	497	50
29e —	388	35
30e —	371	27
31e —	256	15
32e —	237	33
33e —	183	19
34e —	188	10
35e —	151	17
36e —	115	10
37e —	131	15
38e —	97	10
39e —	103	4

Age de contamination.	Hommes (10.000 cas.)	Femmes (1.000 cas.)
40e année.	93	6
41e —	74	7
42e —	69	8
43e —	48	3
44e —	51	12
45e —	59	2
46e —	42	3
47e —	35	1
48e —	36	2
49e —	28	4
50e —	38	»
51e —	23	3
52e —	21	2
53e —	23	»
54e —	25	2
55e —	21	»
56e —	11	»
57e —	7	»
58e —	13	»
59e —	7	»
60e —	16	»
61e —	8	»
62e —	7	»
63e —	1	»
64e —	6	»
65e —	7	»
66e —	2	»
67e —	2	»

Age de contamination.	Hommes (10.000 cas.)	Femmes (1.000 cas.)
68e année.	1	»
69e —	4	»
70e —	1	»
71e —	1	»

L'analyse de ce tableau prèterait certes à de nombreux commentaires de divers genres. Mais je ne veux pour l'instant en retenir que deux points relatifs au sujet spécial qui nous occupe. Ces deux points, les voici :

I. — Il ressort de la statistique qui précède :

1° Que les grosses poussées de la contamination syphilitique se produisent :

Pour l'homme, entre vingt et vingt-six ans ;

Pour la femme, entre dix-huit et vingt et un ans.

2° Que le summum, le fastigium de fréquence des contaminations syphilitiques répond :

Pour l'homme, à la vingt-troisième ;

Pour la femme, à la vingtième année[1].

Vingt-troisième année pour l'homme, vingtième année pour la femme, voilà donc ce qu'on pourrait appeler les années *néfastes* de la syphilis au point de vue de la contagion.

Or, cette double constatation n'est pas tout d'abord sans éveiller en mon esprit un certain émoi, et il m'est impossible à son sujet de ne pas placer ici cette première réflexion : Comment! les années les plus fécondes en contagions syphilitiques sont comprises entre dix-huit et vingt-six ans, et les plus fécondes parmi les plus fécondes entre vingt ans et vingt-trois ans! Mais ces années-là, ce sont les premières années de la jeunesse. Ce sont (au moins pour l'homme) les années folles. En tout cas, elles ne répondent en rien, j'imagine, à ce qu'on appelle l'âge de raison.

1. Il paraît que ce dernier chiffre s'abaisse encore dans des milieux sociaux d'ordre inférieur. Ainsi, d'après d'autres statistiques, le maximum de fréquence des contaminations syphilitiques descendrait à la dix-neuvième année dans le public des femmes traitées à l'hôpital de Lourcine (Dr Edmond Fournier), et même à la dix-huitième année chez les prostituées de Saint-Lazare (Dr Le Pileur et Dr Barthélemy).

Et il me semble qu'on ne serait guère autorisé à dire à des sujets de cet âge : « Vous avez contracté la syphilis, vous, Monsieur, à vingt ans, et vous, Mademoiselle ou Madame, à dix-huit ans. Eh bien, de quoi vous plaignez-vous? Prenez-vous-en à vous-même de ce qui vous est arrivé. Car vous aviez pour vous protéger *votre âge, avec l'expérience et la raison de votre âge.* »

A l'homme capable d'un pareil raisonnement j'aurais volontiers envie d'adresser l'indiscrète question suivante : « Voyons, Monsieur, là, franchement et entre nous, est-ce que, si vous avez eu le bonheur d'échapper à la vérole dans le printemps de votre vie, vous devez cela à la sagesse, à la raison et à l'expérience dont vous étiez doté à cet âge? »

II. — Mais ce n'est pas tout, d'ailleurs. Car, poursuivant l'examen de ladite statistique, j'y trouve encore ceci relativement aux contagions survenues avant la vingtième année.

1° Pour l'homme, toujours sur un total de 10.000 cas :

Nombre de syphilis contract.	à la	19e	année,	367 cas
—	—	18e	—	277 —
—	—	17e	—	119 —
—	—	16e	—	38 —
—	—	15e	—	16 —
		Total..........		817 cas

2° Pour la femme, sur un total de 1.000 cas :

Nombre de syphilis contract.	à la	14e	année,	6 cas
—	—	15e	—	12 —
—	—	16e	—	22 —
—	—	17e	—	33 —
—	—	18e	—	62 —
—	—	19e	—	74 —
		Total.........		209 cas

Ramenant ces chiffres au pourcentage, pour une plus facile compréhension, on aboutit à ceci :

Sur 100 hommes qui contractent la syphilis, il en est 8 qui la contractent avant d'avoir vingt ans ;

Et, sur 100 femmes qui contractent la

syphilis, il en est vingt qui la contractent avant cette vingtième année.

Ce dernier chiffre, en particulier, est aussi instructif que navrant. Quoi ! sur 100 femmes, il en est 20 qui subissent la contagion *avant la vingtième année, une sur cinq !*

Oh ! alors, devant cette nouvelle constatation, je reprends plus que jamais ma réflexion et mon argumentation de tout à l'heure. Comment ! c'est à des sujets n'ayant pas vingt ans, c'est à des sujets de dix-neuf, dix-huit, dix-sept ans, voire à des sujets de seize et quinze ans, que vous allez dire : « Vous avez attrapé la syphilis. Eh bien, de quoi vous plaignez-vous? Prenez-vous-en à vous-même de cette malchance, car vous aviez pour vous protéger votre âge, votre raison et votre expérience. »

L'expérience et la raison au printemps de la vie, dans ces primes années de jeunesse ! Pure dérision. Vraiment, ne serait-il pas plus conforme à la réalité des choses de constater qu'à cet âge la syphilis se prend le plus inconsciemment du monde, en pleine ignorance, ou tout au moins sans la moindre préoccupation du danger encouru? Et, surtout, ne serait-il pas plus charitable de s'efforcer, par un moyen quelconque, à protéger ces tout jeunes êtres, presque ces enfants, *par cela même qu'ils sont incapables de se protéger eux-mêmes?*

A la vérité, on nous objecte ceci :

« Mais cette protection que vous réclamez n'ira pas aux gens que vous voudriez et que nous voudrions, comme vous, sauvegarder. Elle n'ira pas notamment à ces jeunes gens et à ces jeunes femmes dont vous venez de nous parler. Car, s'exerçant par l'action publique sur le seul milieu qu'elle puisse atteindre, à savoir sur les prostituées, elle ne profitera qu'au public peu intéressant des gens qui les fréquentent, c'est-à-dire à la clientèle des maisons publiques, aux habitués des lupanars, à la lie et aux basfonds de la société. »

Erreur, répondrai-je, grave erreur. Car toutes les syphilis sont *solidaires* étiologiquement; elles se tiennent toutes par des liens de parenté, par un véritable réseau de communications et d'échanges. C'est un axiome en matière de prophylaxie que la contagion vit de *ricochets* qui s'entre-croisent d'un milieu social à un autre milieu très différent. Il est absolument commun que la syphilis rebondisse du bouge le plus misérable et le plus abject au foyer le plus riche ou le plus pur. De cela, le hasard veut que j'aie par devers moi deux exemples si probants que je ne résiste pas au désir de les citer.

Un homme du rang le plus élevé dans l'échelle sociale a reçu la syphilis d'une superbe courtisane, actrice à ses moments perdus, qui la tenait d'un garçon coiffeur, coiffeur, lui aussi, à ses moments perdus, mais exerçant en réalité la profession la plus inavouable.

Un de mes clients, homme sérieux et marié, à la suite d'un dîner entre camarades de collège, va visiter « par curiosité » une maison publique de Paris, célèbre à l'époque par un genre spécial d'exhibitions érotiques. Là, ayant quelques verres de champagne en trop dans la tête, il se laisse tenter et contracte la syphilis, qu'il communique bientôt à sa femme, laquelle la transmet à son tout jeune enfant qu'elle nourrissait.

Et c'est ainsi que, bien souvent, la syphilis passe du grabat au palais, du lupanar infâme à l'alcôve de l'honnête femme, voire au berceau de l'enfant.

En sorte, comme conclusion, qu'il n'est pas de foyer indifférent de syphilis au point de vue de la prophylaxie. Là où l'on peut atteindre la syphilis, il faut l'atteindre, et cela pour le plus grand bien de tous. Assainir le lupanar n'est pas seulement protéger ceux qui le fréquentent, c'est aussi protéger du même coup le foyer conjugal, l'honnête femme, l'enfant et la race.

VII

Je me résumerai en disant :

La syphilis est un fléau social en raison des dangers multiples qu'elle comporte, dangers menaçant à la fois et l'individu, et la famille, et les enfants, et même les enfants de ces enfants.

Il n'est pas d'exagération à ajouter qu'elle constitue un facteur actif de dépopulation et qu'elle lèse ainsi les intérêts de la patrie.

Elle a accès dans tous les milieux sociaux, voire jusque dans les milieux les plus honnêtes, où l'on ne supposerait pas qu'elle pût jamais pénétrer.

Avec l'alcoolisme et la tuberculose, elle constitue ce qu'on a appelé la « triade des pestes contemporaines ».

Eh bien, alors qu'il s'est organisé, de nos jours, contre la tuberculose et l'alcoolisme deux croisades qui seront un honneur pour notre siècle, il serait bien temps, en vérité, qu'une ligue de même ordre se constituât contre la syphilis. La société a bien le droit de s'armer en guerre contre une pareille ennemie et de la combattre par tous les moyens dont elle dispose.

Je préciserai notamment ce dernier point par les quelques propositions suivantes :

I. — La société trouve dans la multiplicité et la haute gravité des dangers dont la menace la syphilis le droit légitime — incontestable à mes yeux — de se défendre contre elle par des mesures de prophylaxie publique.

II. — Or, — proposition majeure, incontestée, mais incessamment méconnue, — la syphilis ne menace pas seulement ceux qui s'y exposent ; elle menace aussi, et cela pour un nombre considérable, infini, ceux qui ne s'y exposent pas.

Exemple : à tout instant, on voit la syphilis d'un mari servir d'origine à la syphilis d'une femme et d'un ou plusieurs enfants.

III. — Eh bien, relativement à ceux qui s'exposent de plein gré à la syphilis, l'intérêt général est de chercher à les protéger, alors même qu'ils pourraient plus sûrement se protéger eux-mêmes; et cela parce que c'est d'eux que procède la syphilis de ceux qui ne s'exposent pas.

La société a donc le droit d'intervenir par des mesures de prophylaxie publique pour assainir les centres de débauche et de contagion.

IV. — Et enfin, relativement à ceux que la syphilis menace sans qu'ils s'y exposent, la société a charge de les protéger, par le fait même qu'ils sont incapables de se protéger eux-mêmes. Oui, je l'affirme, elle a charge de défendre contre la syphilis les intérêts sacrés de l'honnête femme, de la famille, de l'enfant, voire, dirai-je, de l'enfant à naître. A ce titre, donc, elle n'a pas seulement le droit de se défendre contre la syphilis comme elle l'entend; elle en a aussi, très certainement, l'obligation, le *devoir*.

SOCIÉTÉ ANONYME D'IMPRIMERIE DE VILLEFRANCHE-DE-ROUERGUE
Jules Bardoux, Directeur.

PUBLICATIONS DE LA SOCIÉTÉ

I. — Ligue contre la syphilis.

II. — Statuts de la Société Française de Prophylaxie sanitaire et morale. — But et Espérances de la Société.

III. — Bulletins de la Société : Collections complètes depuis sa fondation.

IV. — Danger social de la syphilis.

V. — Pour nos fils quand ils auront 18 ans.

VI. — Le Péril vénérien ; Conseils aux jeunes filles.

VII. — Ligue contre la syphilis.

VIII. — Projections photographiques pour conférences spéciales (ravages de la syphilis, déchéance de la race, etc.).

(1) On peut se procurer toutes ces publications, soit isolément, soit par collections, — et dans ces derniers cas à des prix de propagande, — chez notre éditeur, M. Ch. Delagrave, 15, rue Soufflot, à Paris.

www.ingramcontent.com/pod-product-compliance
Ingram Content Group UK Ltd.
Pitfield, Milton Keynes, MK11 3LW, UK
UKHW021056270726
13967UKWH00012B/1960

9 782012 881815